Tushar Pruthi
Nikhil Srivastava
Sakshi Gaind

Inovações no diagnóstico de cáries: Tecnologias e práticas de ponta

Tushar Pruthi
Nikhil Srivastava
Sakshi Gaind

Inovações no diagnóstico de cáries: Tecnologias e práticas de ponta

avanços recentes no diagnóstico da cárie

ScienciaScripts

Imprint

Cover image: www.ingimage.com

This book is a translation from the original published under ISBN 978-3-659-62524-4.

Publisher:
Sciencia Scripts
is a trademark of
Dodo Books Indian Ocean Ltd. and OmniScriptum S.R.L publishing group

120 High Road, East Finchley, London, N2 9ED, United Kingdom
Str. Armeneasca 28/1, office 1, Chisinau MD-2012, Republic of Moldova, Europe
Printed at: see last page
ISBN: 978-620-3-61416-9

TÓPICO DO LIVRO-

"INOVAÇÕES NO DIAGNÓSTICO DA CÁRIE: TECNOLOGIAS E PRÁTICAS DE PONTA"

ÍNDICE

INTRODUÇÃO

A odontopediatria é uma especialidade definida pela idade que fornece cuidados de saúde oral preventivos e terapêuticos primários e abrangentes a bebés e crianças até à adolescência, incluindo aqueles com necessidades especiais de cuidados de saúde" **(AAPD 2000).**[1] Centra-se no crescimento e desenvolvimento pediátrico/adolescente, na causalidade e prevenção de doenças, na psicologia e gestão da criança e em todos os aspectos das técnicas e modalidades de restauração altamente especializadas. Enfatiza o estabelecimento de confiança entre as crianças e os seus dentistas, dá especial importância à prevenção da cárie dentária, dá conselhos sobre como tornar os dentes fortes, a importância de desenvolver hábitos alimentares saudáveis e outras formas de prevenir a ocorrência de doenças. Em 1942, quando a odontopediatria foi reconhecida como uma especialidade, as necessidades comuns das crianças eram a restauração de dentes cariados, o tratamento da polpa dentária e a manutenção do espaço dentário. Vários aspectos da odontopediatria incluem o diagnóstico e a compreensão da cárie dentária, a restauração de dentes cariados e a terapia pulpar, a gestão do comportamento das crianças e a terapia interceptiva e ortodôntica. No que diz respeito à cárie, até ao final do século XIX, a única opção de diagnóstico de cárie disponível para o profissional de medicina dentária era a inspeção clínica visualtátil. O espelho bucal e a sonda eram utilizados para a deteção de cáries. A utilização de radiografias para diagnosticar "cáries ocultas" foi proposta em 1912. As radiografias de asa de mordida foram desenvolvidas como um adjuvante. Não foi dada ênfase à deteção precoce da cárie. Estes métodos não conseguiam detetar lesões de cárie até uma fase relativamente avançada, envolvendo até um terço ou mais da espessura do esmalte **(Karlsson L 2010).**[2]

A decisão de tratamento era enganadoramente simples quando a cárie dentária era equiparada a uma simples cavidade no dente e o tratamento era equiparado a uma simples obturação da cavidade. Uma vez que as modalidades preventivas da doença eram limitadas na prática, os cuidados dentários para crianças eram predominantemente cuidados secundários e terciários. Em tempos anteriores, a extensão para a prevenção era uma parte integrante da medicina dentária **(Osborne JW 1998)**[3] e o foco intenso estava na "arte" de criar uma boa restauração. Este princípio resultou em desenhos de cavidades maiores e restaurações que estavam mais próximas da polpa. Historicamente, devido à simplicidade da sua utilização e às suas excelentes propriedades físicas, a amálgama dentária era o material de restauração mais popular para as cavidades nos dentes decíduos, mas a sua utilização foi recentemente objeto de um aumento da opinião pública relativamente à sua segurança.

Ninguém pode saber ao certo o que o futuro da medicina dentária nos reserva. No entanto, a medicina dentária pediátrica sobreviveu a alguns tempos difíceis, mas o futuro parece risonho. A aplicação correta da tecnologia avançada assegurará que as crianças assim tratadas crescerão para valorizar e apreciar uma boa saúde dentária. Estão a ser desenvolvidos novos meios de diagnóstico, como o SOPRO LIFE, o monitor eletrónico de cáries, a termografia, a tomografia coerente ótica e a fluorescência de infravermelhos, que tendem a detetar as cáries ocultas e incipientes. Numerosos procedimentos ultra conservadores de preparação dos dentes, como a abrasão a ar, a remoção química de cáries, a técnica de restauração atraumática e os lasers foram agora introduzidos para substituir a ferramenta de corte de alta velocidade que tem a reputação de cortar implacavelmente. São selectivos na remoção do tecido doente e preservam a maior parte do tecido não afetado. A medicina dentária biomimética reduz a necessidade de preparação do dente e fortalece o dente remanescente **(Rainey 2011).**[18]

Os lasers de díodo reduzem a dor durante e após o procedimento, reduzem o risco de infeção e permitem uma recuperação mais rápida.

Podem mesmo ser utilizados para pulpotomias juntamente com cirurgias **(Todea D.M.C 2004).**[19] Novas técnicas anestésicas, como o Vibraject, bloqueiam a dor provocada pelas injecções. As vibrações produzidas bloqueiam essencialmente o desconforto dos pacientes, deixando-os à vontade mesmo durante as injecções mais temidas. Com o mais recente conceito de engenharia de tecidos, a desejada regeneração de um complexo polpa-dentina funcional e a regeneração de estruturas semelhantes à dentina através da diferenciação de células semelhantes a odontoblastos podem ser vistas no horizonte. Foi lançada a mais recente infiltração de resina por DMG Icon, que preenche a lacuna entre as terapias preventivas e as restaurações corretivas. Previne a progressão da cárie através da infiltração de resina sem sequer perfurar **(Howard S. Glazer 2009)**[20] e está a revelar-se promissora no futuro.

REVISÃO DA LITERATURA

A medicina dentária pediátrica é um ramo da medicina dentária em constante evolução. Estão a ser realizadas várias investigações desde o passado com a crescente sensibilização para a importância dos dentes decíduos e o desenvolvimento de novas tecnologias.

Zander (1939)[22] fez um estudo com o objetivo de produzir dentina pela polpa na superfície da ferida cortada. Num dos métodos, a polpa foi desvitalizada, principalmente com arsénio, e o tecido pulpar remanescente foi mumificado com formaldeído e creosoto ou algum dos seus derivados. No outro método, uma parte da polpa era cortada e a restante era deixada viva no canal radicular. O Calxyl foi utilizado em

60 casos e Ca(OH) simples$_2$ em 90 casos. O exame radiográfico não revelou alterações apicais em 71 por cento dos casos e verificou-se que o Ca(OH) simples$_2$ produziu os mesmos resultados. Foi observada a formação de uma camada amorfa calcificada na superfície pulpar cortada, que constituiu a matriz para a formação de dentina regular, resultando numa ponte cobrindo o tecido pulpar exposto. Assim, concluiu-se que este método tinha possibilidades como tratamento de emergência nos casos em que a extremidade da raiz não estava completamente formada ou, como nos dentes decíduos, onde estava a ocorrer reabsorção.

Glass (1949)[23] efectuou um estudo para determinar se uma polpa sã e jovem que foi deliberadamente exposta era capaz de cicatrizar ou não. Após a realização de um preparo cavitário clássico, a polpa foi exposta deliberadamente. Foram utilizadas pastas de óxido de zinco eugenol e de hidróxido de cálcio como materiais de capeamento. Estes dentes foram extraídos em intervalos de 24 horas, 2, 4, 6, 8 e 12 semanas após a realização do capeamento pulpar. Concluiu-se que não se observou cicatrização em polpas expostas capeadas com óxido de zinco eugenol, a polpa assim tratada permaneceu vital, mas uma reação inflamatória crónica persistiu no local da exposição. No entanto, quando as polpas expostas foram capeadas com hidróxido de cálcio, observou-se um rápido processo de cicatrização, relativamente livre de inflamação. No espaço de quatro semanas, o local original da exposição estava completamente revestido por uma nova camada odontoblástica e uma nova barreira de dentina.

Bowers D. (1963)[24] descreveu que a administração de anestesia local era, por si só, uma experiência dolorosa ou incómoda para o doente. A anestesia tópica aplicada ao tecido no local planeado para a injeção foi descrita como uma ajuda para minimizar o desconforto associado à penetração no tecido. Verificou-se que o Dyclone (Dyclonine HCI 0,5%) era eficaz quando aplicado na mucosa dois a três minutos antes da injeção. Além disso, a pré-medicação foi descrita como uma ajuda valiosa para conseguir a cooperação da criança doente.

Um novo método de fluorescência a laser, KaVo DIAGNOdent, foi testado por **Shi XQ et al (2000)**[37] no que diz respeito à reprodutibilidade e validade e comparado com a radiografia no que diz respeito à exatidão na deteção de cáries oclusais. Verificou-se que a exatidão do diagnóstico do DIAGNOdent era significativamente melhor do que a da radiografia. Neste estudo in vitro de deteção de cáries oclusais, o desempenho de diagnóstico do método DIAGNOdent foi considerado superior ao do método radiográfico de deteção de cáries.

James D. Bader et al (2004)[44] compararam o DIAGNOdent, um dispositivo de deteção de cáries através de fluorescência laser que tem vindo a ganhar popularidade nos últimos três anos, com os métodos tradicionais de deteção de cáries. Verificou-se que o DiagnoDent era claramente mais sensível do que os métodos de diagnóstico tradicionais; no entanto, a maior probabilidade de diagnósticos falsos positivos em comparação com os métodos visuais limitou a sua utilidade como principal ferramenta de diagnóstico.

Yang J et al (2005)[49] apresentou uma panorâmica dos últimos desenvolvimentos na deteção de cáries utilizando radiologia, fluorescência laser e transiluminação. Foram discutidas diferentes técnicas de imagiologia, métodos para avaliar a precisão do diagnóstico e factores que afectam a precisão do diagnóstico da imagiologia em receptores de película e digitais. Além disso, foram apresentados os dispositivos DIAGNOdent e DIFOTI como possíveis técnicas suplementares para a deteção de lesões de cárie incipientes e ocultas.

Kumar SR (2006)[21] discutiu a nanodentística, que tornou possível a manutenção de uma saúde oral quase perfeita através da utilização de nanomateriais, da biotecnologia, incluindo a engenharia de tecidos e a nanorrobótica. Os nanorrobôs foram desenvolvidos para a ortodontia e a administração de anestesia local e cirurgias.

O objetivo do estudo realizado por **Feng Y (2007)**[52] era determinar se as medições longitudinais da auto-fluorescência do esmalte (fluorescência quantitativa induzida pela luz, QLF) podiam detetar diferenças na remineralização de cáries precoces do esmalte nas superfícies vestibulares dos dentes anteriores após uma escovagem diária supervisionada com fluoreto de sódio (NaF; 1.450 ppm F), dentifrício de monofluorofosfato de sódio (MFP; 1.450 ppm F) ou um dentifrício placebo à base de plantas, sem flúor. Foi demonstrado que os grupos que receberam fluoreto registaram uma remineralização mais rápida e mais substancial do que os do grupo placebo.

Stafford GL (2011) realizou um ensaio clínico aleatório, de grupos paralelos e controlado[60] para verificar se o verniz de flúor poderia melhorar as lesões de manchas brancas. O estado das WSLs foi avaliado com uma caneta DIAGNOdent. Houve diferenças estatisticamente significativas entre as leituras médias do DIAGNOdent dos dois grupos nas visitas de acompanhamento de três meses e de seis meses. Assim, concluiu-se que a aplicação tópica de verniz fluoretado parece ser um bom método para tratar lesões cariosas incipientes em crianças após o tratamento ortodôntico.

DISCUSSÃO

CÁRIES - DIAGNÓSTICO E TRATAMENTO

A doença mais comum que tem afetado a dentição de uma criança desde há muito tempo é a cárie dentária. Durante as idades do Bronze e do Ferro, a taxa de cáries manteve-se baixa. No entanto, o aumento da cárie durante o período Neolítico pode ser atribuído ao aumento de alimentos vegetais contendo hidratos de carbono. O início do cultivo do arroz no Sul da Ásia também terá provocado um aumento da cárie.

Um texto sumério de 5000 a.C. descreve um "verme do dente" como a causa da cárie. Na antiguidade, não existia uma explicação científica para as doenças dos dentes ou para o aspeto inestético que as cáries deixavam no seu rasto. Também não existiam gabinetes dentários, escolas de medicina dentária ou as práticas de higiene oral padrão que temos atualmente. Assim, sem qualquer forma de racionalizar a forma como estes "buracos" eram criados nos dentes, nasceu a lenda do verme dos dentes.

A cavitação pelo verme do dente não era a única visão da cárie dentária na antiguidade - havia opiniões divergentes. **Hipócrates**[117] na Grécia em 400 a.C. subscrevia a opinião de que a doença em geral se devia a uma patologia humoral e defendia o conceito de que a cárie dentária se devia à acumulação de sucos depravados no dente. Perante estas teorias da cárie dentária, foram preconizados vários remédios. . Existem provas históricas de que os chineses utilizavam a acupunctura por volta de 2700 a.C. para tratar a dor associada à cárie dentária. Outros remédios iam desde a colocação na cavidade de fígado seco de lagarto a misturas de vinagre, sal e óleo de cravinho e até vitríolo (ácido sulfúrico). O verme do dente tem uma história incrivelmente longa, e não foi descartado como causa de dor de dente até aproximadamente o século XVIII. Foi só no século XVI que se reconheceu o valor de remover a parte cariada do dente, usando cinzéis ou facas, antes de colocar medicamentos no dente para aliviar a dor. Pouco tempo depois, foram desenvolvidas técnicas para preencher os dentes ocos, inserindo chumbo, estanho ou ouro com instrumentos específicos. A broca dentária foi introduzida no século XVIII. Não era um dispositivo muito apelativo, mas foi um grande avanço para a época.

Os pontos de vista modernos sobre a cárie dentária começaram a desenvolver-se nos séculos XVIII e XIX. O primeiro dos conceitos modernos foi o ponto de vista de que a cárie dentária era provocada pela inflamação, um ponto de vista apoiado pelo eminente **John Hunter em 1778**[118] **e Thomas Bell em 1831**[119] . Este conceito continuou a ser defendido por médicos e dentistas proeminentes até à última parte do século XIX, quando **W.D. Miller**[120] demonstrou que não era possível produzir um processo inflamatório nas estruturas duras dos dentes com muitos dos mesmos tipos de estímulos que causam inflamação noutros tecidos.

No século XX, em termos conceptuais, pouco mudou na investigação da cárie. Especificamente, no entanto, houve pelo menos dois acréscimos muito importantes: Primeiro, a demonstração por **Orland e outros em 1954**[121] que a cárie é de facto uma doença bacteriana. Em segundo lugar, como demonstrado por **Fitzgerald e Keyes em 1960**[122] , não só a cárie é uma doença bacteriana, como também é, em grande medida, uma doença bacteriana específica que envolve um organismo que pode ser transferido de animal para animal, provando assim que a cárie é uma doença infecciosa e transmissível. Embora afecte todos os grupos etários, a taxa de progressão é muito mais elevada nas crianças do que nos adultos. A partir de 1984, foi publicada uma série de relatórios sobre os padrões de cárie da dentição primária. **Johnsen**[117] propôs 2 tipos de padrões de cárie de enfermagem: um envolvendo os anteros maxilares e os primeiros molares, e um segundo tipo envolvendo principalmente as superfícies linguais dos molares mandibulares. Uma série de estudos efectuados por **O'Sullivan, Tinanoff, Douglass**[123] e os seus associados em **1993**, apoiaram e desenvolveram o conceito de padrões de cárie na dentição primária. A Cárie Precoce da Infância (CPE) é uma doença dentária galopante que afecta sobretudo crianças pequenas. Foi levantada a hipótese de que a CCE está associada a alguns comportamentos de amamentação (alimentação) que resultam em padrões de cárie que também são uma função do desenvolvimento dentário da criança.

A **American Dental Association (ADA)** define o CCE como "a presença de uma ou mais superfícies dentárias cariadas (lesões não cavitadas ou cavitadas), ausentes (devido a cáries) ou preenchidas em qualquer dente primário de uma criança em idade pré-escolar entre o nascimento e os 71 meses de idade". **Nunes AMM et al (2012)**[124] verificaram que a amamentação prolongada não era o único fator de risco para a CCE, enquanto a idade, o elevado consumo de sacarose entre as refeições principais e a qualidade da higiene oral também estavam associados à doença em crianças. A CCE pode ser leve, moderada ou severa, dependendo do número de superfícies dentárias envolvidas.

Em **2003, Berkowitz RJ**[125] salientou o facto de o tratamento da CCE ser dispendioso nos primeiros anos de vida, uma vez que a capacidade de cooperação dos bebés e das crianças em idade pré-escolar exigia normalmente a utilização de anestesia geral. O tratamento geralmente consistia na restauração ou remoção cirúrgica dos dentes cariados, além de recomendações quanto aos hábitos alimentares. No entanto, esta abordagem resultou em resultados clínicos inaceitáveis, tendo sido registadas taxas de recidiva de aproximadamente 40% no primeiro ano após a cirurgia dentária. A prevenção primária da CEC foi amplamente restrita ao aconselhamento dos pais sobre comportamentos alimentares promotores de cárie. Esta abordagem também teve um sucesso mínimo. No entanto, estratégias mais recentes que abordam o componente infecioso através do uso de terapia antimicrobiana tópica parecem promissoras. No entanto, qualquer abordagem de tratamento bem sucedida requer um diagnóstico correto baseado numa história adequada, perspicácia clínica e meios auxiliares de diagnóstico.

AUXILIARES DE DIAGNÓSTICO TRADICIONAIS:

O exame convencional para a deteção de cáries baseava-se principalmente na interpretação subjectiva do exame visual e da sensação tátil, com o auxílio de radiografias. O clínico tomava uma decisão dicotómica (ausência ou presença de uma lesão) com base na interpretação subjectiva da cor, textura da superfície e localização, utilizando instrumentos bastante rudimentares como um explorador dentário e radiografias bitewing. Atualmente, a sondagem de lesões suspeitas, no sentido de verificar a "pegajosidade", é considerada obsoleta, uma vez que não permite qualquer ganho de sensibilidade e pode causar danos irreversíveis no dente **(Neuhaus KW et al, 2009)**[126] levando à conversão de uma lesão inicial não cavitada em lesão cavitada.

Pickard (1961)[75] sugeriu a utilização do fio dentário para a deteção de cáries interproximais quando existia um historial de acondicionamento de alimentos entre os dentes. O desfiamento de um pedaço de fio dentário, quando este é passado através de uma área de contacto aparentemente normal, indica que a área é o local de deteção precoce de cáries. Numa comparação entre a deteção visual e a deteção de cáries por meio de um agente revelador para o diagnóstico de cáries oclusais em 2008, **Strasler HE et al**[127] verificaram que as técnicas visuais estavam corretas apenas 53% das vezes e que os corantes reveladores de cáries estavam corretos apenas 43% das vezes. Numa comparação entre as técnicas visuais e a microscopia eletrónica de varrimento, **Kuhnisch J et al, em 2007**[128] , confirmaram as conclusões de estudos de microscopia ótica de que a utilização de uma sonda dentária afiada para a deteção de cáries oclusais causava defeitos no esmalte. Por conseguinte, a sondagem dentária deve ser considerada como um procedimento inadequado e deve ser substituída por uma inspeção visual meticulosa.

Quase desde a descoberta dos raios X em 1895, a radiografia também tem sido utilizada para detetar os efeitos da cárie dentária nos tecidos duros dos dentes. A radiografia tem sido utilizada principalmente para a deteção de lesões nas superfícies proximais dos dentes com a ajuda de radiografias de asas de mordida, que não são clinicamente visíveis para inspeção. As radiografias intra-orais são recomendadas como um suplemento ao exame clínico das superfícies oclusais para a deteção de cáries de fossas e fissuras. Ao longo dos anos, ficou bem estabelecido que são detectadas mais cáries dentárias através da radiografia do que apenas através do exame clínico. No entanto, **Wenzel A em 2006**[129] afirmou que a radiografia não tem qualquer valor para a deteção de lesões oclusais iniciais (de esmalte) e que, embora a sensibilidade, a especificidade e os valores preditivos das radiografias sejam razoáveis para a deteção de lesões dentárias aproximadas, são muito fracos para lesões que se sabe estarem confinadas ao esmalte.

É evidente que os métodos convencionais para a deteção de cáries dentárias não cumprem os critérios para um método ideal de deteção de cáries. Estes métodos baseavam-se na interpretação subjectiva e eram insensíveis à deteção precoce de cáries. É hoje amplamente reconhecido que estes métodos não conseguiam detetar lesões de cárie até uma fase relativamente avançada, envolvendo até um terço ou mais da espessura do esmalte **(Karlsson, 2010).**[2]

Durante os últimos trinta anos, no entanto, ocorreram grandes mudanças na compreensão do padrão da doença. Reconhece-se agora que a progressão da cárie do esmalte é lenta, permitindo tempo para uma intervenção preventiva antes de ocorrer a destruição irreversível da substância dentária. Durante as fases iniciais da doença, o processo é reversível e pode ser interrompido: uma intervenção não invasiva pode converter uma lesão de um estado ativo para um estado inativo **(Meshram P et al, 2011).**[130] São necessárias técnicas de diagnóstico adequadas para apoiar essas decisões sobre a gestão da lesão individual.

O clínico precisa de ser capaz de monitorizar o resultado das medidas não invasivas e, nos casos em que há evidência de progressão da lesão, tomar uma decisão atempada para intervir, utilizando técnicas minimamente invasivas e restaurando a estrutura dentária danificada sem enfraquecer o dente. A aplicação de estratégias para controlar, parar ou reverter o processo da doença pode reduzir os encargos económicos, a dor e o sofrimento da colocação e substituição de restaurações.

Esta abordagem moderna e conservadora da gestão clínica da cárie dentária, que tem vindo a evoluir nos últimos vinte anos, é agora amplamente utilizada também em pacientes pediátricos. No entanto, necessita da utilização de métodos mais recentes de deteção de cáries.

AVANÇOS RECENTES NO DIAGNÓSTICO DA CÁRIE:

Em **1970, Friedman e Marcus**[75] sugeriram a utilização da transiluminação por fibra ótica (Fig. 5) em medicina dentária para a deteção de lesões cariosas. É útil como uma alternativa às radiografias de asa de mordida para o diagnóstico de lesões proximais em dentes anteriores e posteriores. Utiliza fonte de luz de fibra ótica com o feixe reduzido a 0,5 mm de diâmetro. **Mialhe FL em 2009**[131] realizou um estudo com o objetivo de comparar três métodos, nomeadamente o exame visual, o FOTI e o exame radiográfico bitewing, para a deteção de lesões cariosas aproximadas não cavitadas e cavitadas em setenta estudantes (idade média de 14 anos) com baixa prevalência de cárie. Concluiu-se que a FOTI ou o exame radiográfico, ou ambos, utilizados como adjuvantes do exame clínico, poderiam melhorar a deteção de lesões cariosas aproximadas não cavitadas e cavitadas. No entanto, a FOTI não deve substituir o exame radiográfico de bitewing, uma vez que parece ter valor adicional para a deteção de lesões cariosas nas superfícies aproximadas dos dentes posteriores em crianças em idade escolar com baixa prevalência de cárie.

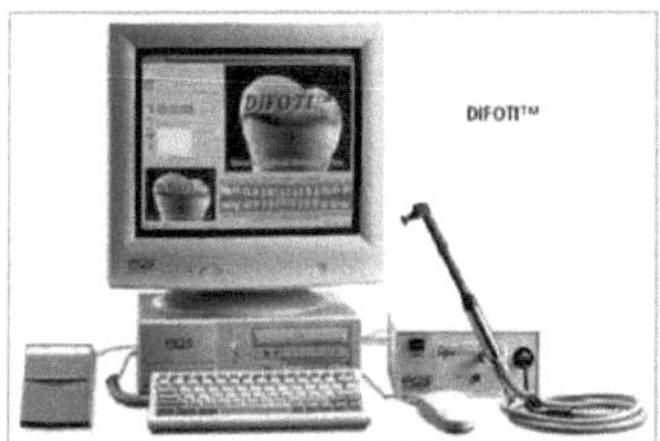

Fig. 5 Imagiologia digital FOTI

Outro método recente de deteção de cáries baseado na diferença de condutância eléctrica entre o esmalte cariado e o esmalte saudável é a medição da resistência eléctrica. As medições específicas do local e da superfície também se revelaram úteis na deteção das fases de pré-cavitação. No entanto, foi realizado um estudo comparativo por **Ashley P em 2000**[132] relativamente à precisão do monitor eletrónico de cáries e do diagnóstico visual para a deteção de cáries de dentina oclusal em dentes primários, tendo-se verificado que o ECM não proporcionava uma maior precisão do que o diagnóstico visual na deteção de cáries oclusais em dentes primários. Um dos dispositivos mais recentes e mais aceitáveis é a fluorescência induzida por luz quantitativa (Fig. 6). A QLF é uma ferramenta de diagnóstico dentário para avaliação quantitativa in-vivo e in-vitro de lesões de cárie dentária, placa dentária, atividade bacteriana, cálculo, coloração e branqueamento dentário. Baseia-se no princípio da auto-fluorescência dos dentes. Quando os dentes são iluminados com luz azul de alta intensidade, começam a emitir luz na parte verde do espetro. A fluorescência do material dentário tem uma relação direta com o conteúdo mineral do esmalte. Além disso, a ausência de reflexos especulares na imagem QLF torna muito mais fácil para o sistema de processamento de imagem digital calcular o tamanho e a gravidade da lesão.

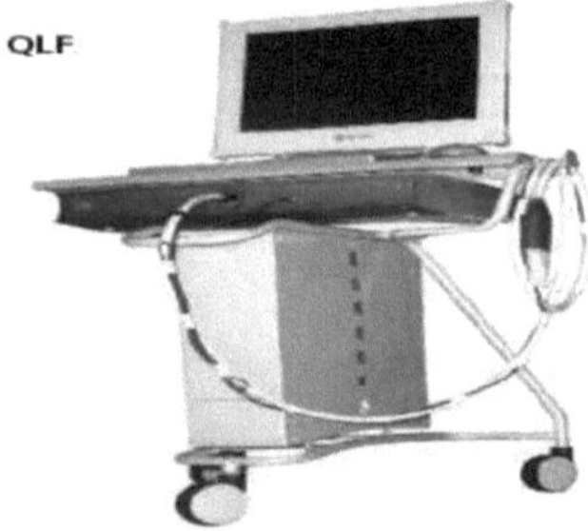

Fig. 6 Fluorescência luminosa quantitativa

O dispositivo de fluorescência a laser foi inicialmente desenvolvido utilizando lasers e foi demonstrado por **Bjelkhagen e colaboradores em 1982.**[133] Utiliza a fluorescência e a dispersão da luz, em que a luz visível na região azul-verde tem sido utilizada para a deteção de cáries de superfície lisa e de fossas e fissuras numa fase inicial. Um sistema portátil de fluorescência baseado em laser de díodo para a deteção de cáries é o **Diagnodent** (Fig. 7). Este sistema foi patenteado pela KaVo em 1999. É mais adequado para a deteção de cáries em superfícies lisas oclusais e acessíveis, deteção da fase de pré-cavitação das cáries e determinação de cáries em diferentes áreas do mesmo dente.

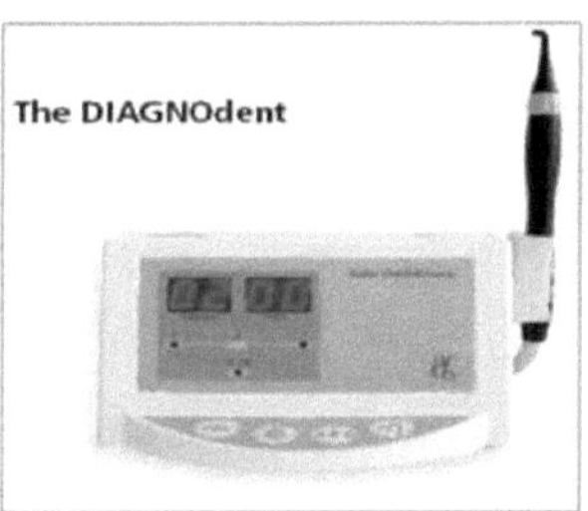

Fig. 7 Diagnodent

Shi XQ et al em 2000[37] compararam a deteção e quantificação de cáries de superfície lisa pelo KaVo DIAGNOdent e pela fluorescência quantitativa induzida por laser/luz (QLF). Concluiu-se que, para a quantificação de cáries de superfície lisa, os métodos têm o mesmo mérito, mas para fins científicos, a QLF oferece a vantagem de uma correlação mais próxima com as alterações no conteúdo mineral. **Lussi A em 2003**[134] efectuou um estudo para comparar, in vitro, o desempenho de diferentes técnicas de diagnóstico convencionais com o dispositivo baseado em laser, DIAGNOdent, para o diagnóstico de cáries oclusais em dentes decíduos. Concluiu-se que o DIAGNOdent poderia ser utilizado como uma ferramenta adicional na deteção de cáries oclusais em dentes decíduos e que a sua boa reprodutibilidade deveria permitir que o dispositivo laser monitorizasse o processo de cárie ao longo do tempo. Noutro estudo realizado por **Antonson DE et al em 2000**[135] , foi efectuada uma comparação de quatro técnicas diferentes - radiografia, explorador, corantes reveladores de cáries e Diagnodent. Os achados radiográficos de cárie foram falsos positivos em quase 25% dos casos. A utilização de um explorador afiado não detectou 25% das cáries presentes e, quando se diagnosticou a presença de cáries, o diagnóstico foi incorreto em 12% dos casos. O corante revelador de cáries foi o menos preciso. Esta técnica falhou 40% das cáries presentes, e houve 20% de falsos positivos. A ferramenta de diagnóstico mais exacta foi a fluorescência a laser (o DIAGNOdent). Embora 10% das lesões de cárie não tenham sido diagnosticadas com este dispositivo, não se registaram falsos positivos (ou seja, quando o DIAGNOdent detectou cárie oclusal, a cárie oclusal estava presente). Recentemente, foi lançado um novo sistema de câmara baseado na fluorescência, que funciona com base no princípio da tecnologia de deteção Life, para ajudar na deteção de cáries e para orientar a preparação da cavidade, conhecido como **SoproLife** (Fig. 8). A câmara capta as imagens em três modos diferentes, ou seja, luz do dia, diagnóstico e modo de tratamento. A captação à luz do dia fornece uma imagem de luz branca com uma ampliação de mais de 50 vezes da superfície do dente. Os outros dois modos da câmara funcionam com base no princípio da autofluorescência. No modo de diagnóstico, a câmara utiliza uma frequência de luz azul visível (comprimento de onda de 450 nm) para iluminar a superfície dos dentes e fornece uma imagem anatómica sobreposta da imagem de fluorescência verde na imagem de "luz branca". Esta fluorescência verde é considerada como um indicador de tecidos dentários saudáveis; enquanto as lesões cariosas podem ser detectadas pela variação na auto fluorescência dos seus tecidos em relação a uma área saudável do mesmo dente.

Para além da fluorescência verde, a fluorescência vermelha também pode ser vista em algumas imagens do modo de diagnóstico. Esta fluorescência vermelha pode representar cáries dentárias profundas; no entanto, ao mesmo tempo, pode ser um sinal falso proveniente dos depósitos orgânicos que cobrem o dente. O terceiro modo é o modo de tratamento, e a fluorescência vermelha captada neste modo é considerada como um indicador para diferenciar entre dentina infetada e afetada. **Ivan Panayotov em 2012**[136] determinou a origem da fluorescência vermelha da dentina cariada observada com a câmara Soprolife®. A fluorescência vermelha observada na dentina cariada usando uma câmara Soprolife® correspondeu à cor acastanhada observada usando a luz do dia. O estudo fornece uma nova base biológica para a fluorescência vermelha da dentina cariada e reforça a importância da câmara Soprolife® no diagnóstico da cárie.

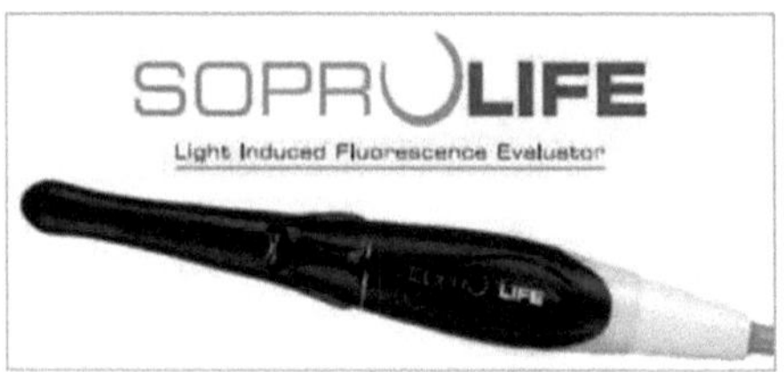

Fig. 8 SoproLife

O primeiro instrumento de diagnóstico dentário a utilizar a espetroscopia de impedância de corrente alternada para quantificar a cárie dentária suficientemente cedo para melhorar o tratamento preventivo foi o CarieScan (Fig. 9). Este dispositivo baseia-se na tecnologia comprovada da espetroscopia de impedância de corrente alternada e envolve a passagem de um nível insensível de corrente eléctrica através do dente para identificar a presença e a localização da cárie. De acordo com os criadores, o CarieScan não é afetado por factores ópticos como a coloração ou descoloração do dente; fornece um valor qualitativo baseado no estado da doença e não nas propriedades ópticas do dente. Um ecrã codificado por cores em forma de pirâmide vai do verde ao vermelho, como um semáforo. O verde indica que o dente está saudável e sem qualquer dano; o amarelo é uma gama intermédia que significa que o dente tem algum tipo de dano; e o vermelho indica cárie dentária. Se a cor amarela aparecer, um ecrã apresentará uma pontuação numérica de um a noventa e nove; quanto mais próxima de noventa e nove for essa pontuação, pior é o dano.

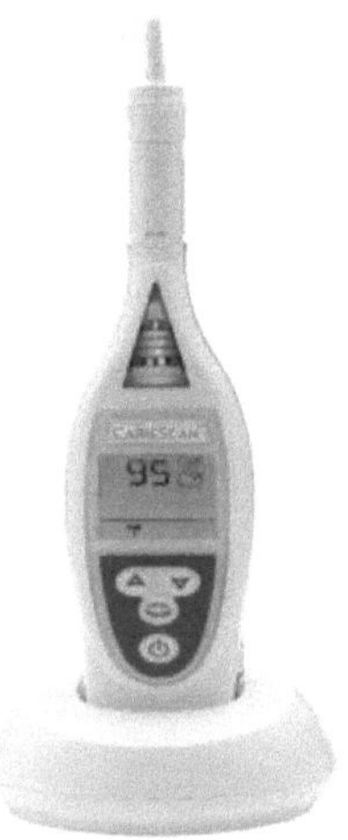

Fig. 9 CarieScan

Uma revisão sistemática efectuada por **Bader JD et al em 2001**[137] , comparando o CarieScan com o exame clínico visual, a radiografia bitewing e o DIAGNOdent, indicou que o CarieScan tem uma sensibilidade e especificidade superiores a cerca de 92,5% em relação aos outros métodos.

Zakian C et al em 2009[138] afirmaram que o infravermelho próximo (NIR) é preferível para a deteção de cáries em comparação com a imagem de luz visível porque apresenta uma baixa absorção pela mancha e uma penetração mais profunda nos dentes. O resultado do seu estudo produziu uma sensibilidade de >99% e uma especificidade de 87,5% para lesões de esmalte e uma sensibilidade de 80% e uma especificidade >99% para lesões de dentina. A natureza da técnica oferece vantagens significativas, incluindo a capacidade de mapear a distribuição da lesão em vez de obter medições num único ponto. É também não-invasiva, sem contacto e insensível a manchas. Concluiu-se que a imagem espetral NIR é uma técnica clínica potencial para o diagnóstico quantitativo de cáries e pode determinar a presença de lesões oclusais de esmalte e dentina.

A tomografia de coerência ótica (OCT) é uma técnica de imagem relativamente nova para a deteção e análise de cáries precoces. A perda de refletividade no tecido dentário após a desmineralização, medida com OCT, pode estar significativamente relacionada com a quantidade de perda mineral durante o processo de desmineralização. Este sistema poderia detetar mais facilmente uma lesão de cárie precoce, mostrar a profundidade da lesão no tecido e ser utilizado quantitativamente para avaliar o grau de desmineralização. Pode ser visto como o análogo ótico do ultrassom. Outra técnica não invasiva que permite a visualização tridimensional da lesão cariosa e a avaliação da extensão da lesão cariosa é a **microimagem por ressonância magnética**. Quando é aplicado um campo magnético, os spins nucleares alinham-se num número finito de orientações permitidas; se estas orientações forem perturbadas por um impulso de energia radiográfica, esta energia é absorvida e depois retransmitida. É esta energia retransmitida que é detectada e, portanto, correlacionada com a quantidade de desmineralização. Os desafios na transferência destas técnicas de RM para condições in vivo na fase atual são a falta de hardware dedicado, bem como considerações de segurança, pelo que esta técnica não está disponível para fins clínicos **(Weglarz WP et al em 2006).**[139]

Recentemente, a empresa KaVo introduziu o DIAGNOcam (Fig. 10), que proporciona uma visão imediata do dente, sem radiação de raios X, para uma fiabilidade de diagnóstico ainda maior. Utiliza as estruturas do dente como condutores de luz. Simultaneamente, uma câmara de vídeo digital capta o contexto.

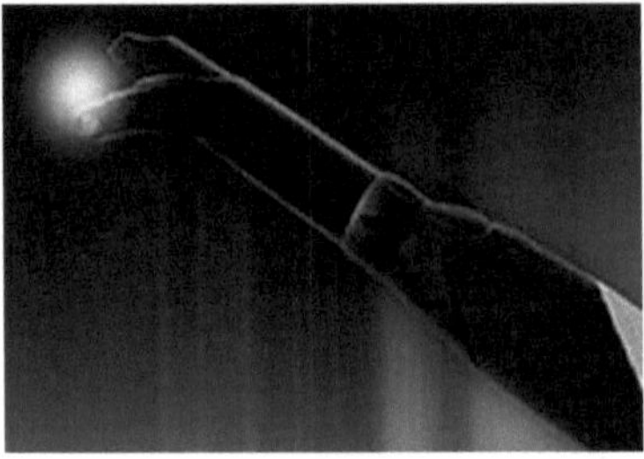

Fig. 10 Diagnocam

No entanto, o futuro destas tecnologias emergentes para a deteção de cáries dependerá dos resultados de ensaios clínicos cuidadosamente concebidos e controlados com validação utilizando os padrões de ouro adequados. São necessárias investigações desta natureza para validar de forma crítica estas e futuras tecnologias para a deteção de cáries dentárias.

REFERÊNCIAS

1. **Comissão de Acreditação Dentária da Associação Dentária Americana**. Padrões de acreditação para programas avançados de formação especializada em dentisteria pediátrica. Chicago Ill 2000.

2. **Karlsson L.** Caries Detection Methods Based on Changes in Optical Properties between Healthy and Carious Tissue (Métodos de deteção de cáries baseados em alterações das propriedades ópticas entre tecido saudável e cariado). Int J Dent. Mar 2010.

3. **Osborne JW, Summitt JB**. Extensão para prevenção: é relevante hoje em dia? Am J Dent. 1998 Aug;11(4):189-96.

4. **Ramar K, Mungara J** . Avaliação clínica e radiográfica de pulpectomias utilizando três materiais de obturação de canais radiculares: Um estudo in-vivo. Journal of Indian Society of Pedodontics and Preventive Dentistry , janeiro-março, 2010; 28(1): 25-29.

5. **Nacht ES.**Odontopediatria: o passado, o presente e o futuro. Alpha Omegan. Fall 1991 ; 84(2): 24-25.

6. **Wei SH, King NM, Ngan PW**. Total child patient care - aspects of paediatric dentistry and orthodontics. Int Dent J. Sep 1989; 39(3):163-70.

7. **Daneshwari V, Nandlal B.** Dentisteria de restauração para crianças utilizando um laser de tecidos duros - Uma revisão. JIOH junho de

2011; 3(3): 1-10.

8. **OMS.** Utilização futura de materiais para restauração dentária. Biblioteca da OMS Catalogação-na-Publicação 2009.

9. **Bowen RL.** Resinas compostas e selantes - passado, presente e futuro. Pediatr Dent. Mar 1982 ;4(1):10-5.

10. **Hse K. M. Y., Leung SK, Wei SHY**. Material de restauração de ionómero de resina para crianças - Uma revisão. Australian Dental Journal 1999; 44:(1): 1-11.

11. **Praveen P, Anantharaj A, Venkataragahavan K, Rani P.S, Sudhir.R, Jaya.A.R** Uma revisão dos materiais de obturação para dentes decíduos. SRM University Journal of Health Scinces 2011; 2(1): 42-44.

12. **Rodd HD, Waterhouse PJ, Fuks AB, Fayle SA, Moffat MA;** Terapia pulpar para molares primários. Int J Paediatr Dent. Sep 2006;16 (Suppl 1):15-23.

13. **Burns LS**. Avanços em anestesia pediátrica. Nurs Clin North Am. Mar 1997;32(1):45-71.

14. **Malamed SF**. Prefácio. Handbook of local anesthesia (Manual de anestesia local). Mosby 2009: xi. 5th edition

15. **Grewal N;** Implementation of behaviour management techniques- How well acceptedthey are today. J Indian Soc Pedo Prev Dent junho

de 2003; 21 (2): 70-74.

16. **Gupta B., Anegundi R., Sudha P.** Estudo da retenção salivar de fluoretos após a aplicação de vários reagentes tópicos e o seu efeito no Streptoccoccus Mutans. O Jornal da Internet de Ciência Dentária 2007; 5(1).

17. **Monte GJ.** Dentisteria de Intervenção Mínima: Classificação e preparação da cavidade. J Minim Interv Dent 2009;2(3):150-163.

18. **Fonte: www.allemanbiomimeticdentistry.com/article s.php.**

19. **Todea DMC**. Aplicações de laser em medicina dentária conservadora. TMJ 2004; 54(4): 392-405.

20. **Glazer HS** - Tratamento de manchas brancas: Nova técnica de infiltração de cáries. Odontologia Hoje outubro 2009.

21. **Kumar SR, Vijayalakshmi R**. Nanotecnologia em medicina dentária. Indian J Dent Res 2006;17(2):62-65.

22. **Zander HA.** Reação da polpa ao hidróxido de cálcio. Apresentado na 17ª Reunião Geral da Associação Internacional de Investigação Dentária, Cleveland, Ohio, 18-19 de março de 1939.

23. **Glass RL, Zander HA .** Cicatrização da polpa. Den Res 1949; 28(2): 97-104

24. **Bowers DF.** Premedicação e Anestesia Local em Odontopediatria. Am Dent Soc Anesthesiol. janeiro de 1963; 10(1): 4-

7.

25. **Machen JB, Johnson R**. Dessensibilização, aprendizagem de modelos e o comportamento dentário das crianças. Journal of Dental Research 1972; 53(1):83-7.

26. **Eriksen HM, Buonocore MG**. Fuga marginal de diferentes materiais de restauração em compósito: efeito das técnicas de restauração. J Am Dent Assoc 1976;93:1143-8

27. **Schröder U**; Um seguimento de 2 anos de molares primários, pulpotomizados com uma técnica suave e capeados com hidróxido de cálcio. Scand J Dent Res. Jul 1978 ; 86(4): 273-8.

28. **Modéer T, Odenrick L, Lindner A.** Hábitos de sucção e sua relação com a mordida cruzada posterior em crianças de 4 anos de idade. Scand J Dent Res. 1982;90(4):323-8.

29. **Prakash C, Chandra S, Jaiswal JN.** Pulpotomias com formocresol e glutaraldeído em dentes decíduos. J Pedod. verão 1989; 13(4): 314-22

30. **Rosivack RG, Koenigsberg SR, Maxwell KC.** Uma análise da eficácia de dois anestésicos tópicos. Anesth Prog 1990; 37(6): 290 - 292.

31. **McDonald SP, Sheiham A**. Uma comparação clínica de métodos não traumáticos de tratamento da cárie dentária. Int Dent J. Oct 1994;

44(5): 465-70.

32. **Harvey M, Elliott M**. Transcutaneous electrical nerve stimulation (TENS) for pain management during cavity preparations in pediatric patients (Estimulação eléctrica nervosa transcutânea (TENS) para controlo da dor durante preparações cavitárias em pacientes pediátricos). ASDC J Dent Child. Jan-Fev 1995; 62(1): 49-51.

33. **Reddy VV, Fernandes.** Avaliação clínica e radiológica do óxido de zinco-eugenol e da pasta de Maisto como materiais obturadores em dentes decíduos infectados - estudo de nove meses. J Indian Soc Pedod Prev Dent. Jun 1996 ;14(2):39-44.

34. **Scott S, García-Godoy F**. Attitudes of Hispanic parents towards behavior management techniques (Atitudes dos pais hispânicos em relação às técnicas de gestão do comportamento). ASDC J Dent Child. Mar-Abr 1998; 65(2): 128-31.

35. **Yoshihara TA, Matsumoto YA**. Efeito da extração em série isolada no apinhamento: Relações entre largura do dente, comprimento do arco e apinhamento **American Journal of Orthodontics & DentofacialOrthopedics1999**; 116(6): 691-696.

36. **Douglas W. Woods, Laura K. Murray, R, Fuqua W.** Comparando a eficácia de respostas concorrentes semelhantes e

dissimilares na avaliação do tratamento de reversão de hábitos para hábitos orais-digitais em crianças Journal of Behavior Therapy and Experimental Psychiatry. dezembro de 1999; 30(4): 289-300.

37. **Shi XQ, Welander U, Angmar-Månsson B.** Deteção de cáries oclusais com KaVo DIAGNOdent e radiografia: uma comparação in vitro Caries Res. Mar-Abr 2000;34(2):151-8.

38. **Kreider KA, Stratmann RG, Milano M, Agostini FG, Munsel M.** Reduzindo a dor da injeção em crianças: adesivos de lidocaína versus gel tópico de benzocaína. Odontopediatria 2001;23:19-23.

39. **Hübel S & Mejàre I.** Cimento de ionómero de vidro convencional versus cimento de ionómero de vidro modificado por resina para restaurações de Classe II em molares primários. Um estudo clínico de 3 anos. International Journal of Paediatric Dentistry 2003; 13: 2-8.

40. **Gonzalez BO, Fernandez CC, Jimeno FG, Martvnez SS.** 11º Congresso da EAPD 2012, Estrasburgo, França Resumos.

41. **Ibricevic H, Al-Jame Q.** Sulfato férrico e formocresol em pulpotomia de molares primários: estudo de acompanhamento a longo prazo. Eur J Paediatr Dent. 2003; 4(1): 28-32.

42. **González MC et al.** Comparação do Índice def com os Critérios

de Diagnóstico de Cárie de Nyvad em crianças colombianas de 3 e 4 anos de idade. Pediatr Dent. 2003; 25: 132-136.

43. **Banchs F, Trope M.** Revascularização de dentes permanentes imaturos com periodontite apical: novo protocolo de tratamento? J Endod. 2004 Apr; 30(4): 196-200.

44. **Bader JD e Shugars DA.** Uma revisão sistemática do desempenho de um dispositivo de fluorescência a laser para a deteção de cáries The Journal of the American Dental Association October 2004; 135(10): 1413-1426.

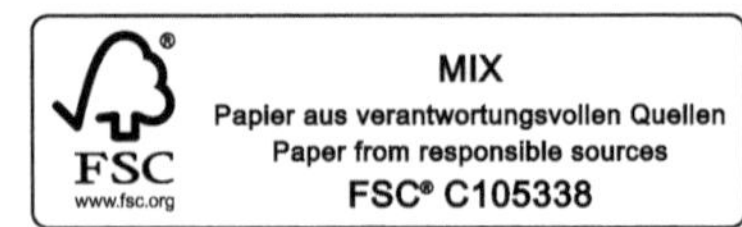

Printed by Books on Demand GmbH, Norderstedt / Germany